中国的芬太尼类物质管控

（2025 年 3 月）

中华人民共和国
国务院新闻办公室

人民出版社

目　录

前　言

毒品是人类社会的公害，治理毒品问题事关人类前途命运。当前，国际毒潮持续泛滥，全球毒品种类、产量、滥用人员不断增多，对人类生存发展构成严重威胁。近年来，以芬太尼类物质为代表的合成毒品问题来势凶猛，给国际社会带来的危害日趋严重，给全球毒品治理带来新挑战。特别是一些国家因芬太尼失控引发严重社会问题深刻警示，如果对芬太尼类物质防范不严、管控不力，导致其泛滥蔓延，将严重危害公众健康，影响经济发展和社会稳定。

中华民族曾经饱受毒祸之害，中国人民对毒品有切肤之痛。新中国成立后，坚持不懈开展禁毒斗争，锲而不舍解决毒品问题。近年来，中国高度重视芬太尼类物质管控，未雨绸缪、统筹谋划，综合施策、系统治理，严格监管芬太尼类药品，严密防范芬太尼类物质滥用，严厉打击走私、制贩芬太尼类物质及其前体化学品违法犯罪，取得明显成效。中国加强国际禁毒合作，务实开展对话交流、联合侦查和经验分享，推动建立平等互信、合作共赢的合作关系，与包括美国在内的有关国家在应对芬太尼类物质及其前体问题方面深入开展合作并取得明显成效。

中国加强芬太尼类物质管控，是防范新型毒品潜在危害的有效措施，彰显了以人民为中心、保障人民群众健康福祉的禁毒理念，彰显了积极参与全球毒品治理，推动毒品问题全球共治，维护全人类健康、安全和福祉的责任与担当。

为全面介绍中国管控芬太尼类物质工作及取得的成效，分享中国创新管控经验，特发布此白皮书。

一、科学准确界定芬太尼类物质

芬太尼是可作用于生物体内的阿片受体、从而产生麻醉和镇痛作用的物质，属新型强效麻醉性镇痛剂，效果可达吗啡的 100 倍，常用于中到重度疼痛治疗，是联合国管制的麻醉药品。芬太尼最早由比利时的药理学家保罗·杨森于 1960 年合成，随后在比利时杨森制药公司生产，20 世纪 60 年代中期开始在欧洲被广泛使用，美国于 1968 年批准芬太尼用于医疗用途。此后，舒芬太尼、瑞芬太尼和阿芬太尼先后研发上市，与芬太尼一起成为目前国际社会用于医疗用途的 4 种芬太尼类药品，常用剂型有注射剂、透皮贴剂、舌下片剂、鼻腔喷剂等。

通过简单修饰芬太尼化学结构上的某个原子或基团，即可得到与芬太尼结构类似、作用相近甚至更强的芬太尼衍生物。这些物质绝大多数系不法分子从制药公司发表的学术文章中检索出来，或者为规避法律管制而设计出来，目前全球已发现滥用的芬太尼类物质有近百种，其潜在数量可能高达成千上万种。除4种芬太尼类药品外，其余的芬太尼类物质均未发现具有医疗价值，多与海洛因、可卡因等毒品混合滥用，使人产生阿片类毒品的欣快感，同时其麻醉镇静作用会影响滥用人员的中枢神经系统，超剂量使用可导致昏迷、呼吸抑制甚至死亡。

中国于2019年4月1日发布的芬太尼类物质整类列管公告中明确，“芬太尼类物质”是指化学结构与芬太尼(N-[1-(2-苯乙基)-4-哌啶基]-N-苯基丙酰胺)相比，符合以下一个或多个条件的物质：使用其他酰基替代丙酰基；使用任何取代或未取代的单环芳香基团替代与氮原子直接相连的苯基；哌啶环上存在烷基、烯基、烷氧基、酯基、醚基、羟基、卤素、卤代烷基、氨基及硝基等取代基；使用其他任意基团(氢原子除外)替代苯乙基。中国创新引入“类物质”的概念，严谨、科学地明确了“芬太尼类物质”的法律定义，既保证该定义涵盖需要列管的所有品种，为打击和惩治芬太尼类物质毒品犯罪活动提供了有力的法律依据，又最大限度地减少对医药、工业、科研等领域合法需求的影响。

芬太尼类物质是通过化学合成得来的，用来制造芬太尼类物质的化学原料统称为芬太尼类物质的前体。化学物质的合成路线具有多样性，可选择性、替代性较强，近年来芬太尼类物质前体不断变化，品种持续增多。4-苯胺基-N-苯乙基哌啶（英文简称“4-ANPP”）和N-苯乙基-4-哌啶酮（英文简称“NPP”）是合成芬太尼类物质的两种最直接前体，2017年3月第60届联合国麻醉品委员会将其纳入1988年《联合国禁止非法贩运麻醉药品和精神药物公约》（以下简称《1988公约》）附表一予以管制，同年中国将其列入《易制毒化学品管理条例》附表《易制毒化学品的分类和品种目录》予以管制。随着4-ANPP和NPP两种芬太尼类物质前体被纳入管制，不法分子为逃避法律制裁，研究更新合成工艺，使用4-（N-苯基氨基）哌啶（英文简称“4-AP”）、1-叔丁氧羰基-4-（N-苯基氨基）哌啶（英文简称“1-boc-4-AP”）、N-苯基-N-（4-哌啶基）丙酰胺（英文名称“Norfentanyl”）和4-哌啶酮（英文名称“4-piperidone”）、1-叔丁氧羰基-4-哌啶酮（英文简称“1-boc-4-piperidone”）等多种前体合成芬太尼类物质，给打击走私和制贩芬太尼类物质前体犯罪带来挑战。

二、保障合理用药与严格管制双管齐下

目前,在中国作为药品批准上市的有芬太尼、舒芬太尼、瑞芬太尼和阿芬太尼 4 种芬太尼类药品,且仅有透皮贴剂和注射剂两种剂型。20 世纪 70 年代,中国开始批准生产医疗使用的芬太尼类药品:1974 年批准生产芬太尼注射液,2003 年批准生产瑞芬太尼注射液,2005 年批准生产舒芬太尼注射液和芬太尼透皮贴剂,2020 年批准生产阿芬太尼注射液。与吗啡、哌替啶等传统的阿片类药物相比,上述芬太尼类药品具有起效快、药效强、作用时间长、不良反应少、麻醉恢复快等优点,被广泛应用于手术麻醉诱导和维持、术后和分娩镇痛、缓解癌痛等治疗,有效保障了人民群众合理用药的可及性。据统计,芬太尼类药品已占中国麻醉药品与第一类精神药品市场份额的 66%左右。

中国将芬太尼类药品纳入《麻醉药品品种目录》,对有关的生产、经营、使用和出口环节实行严格管制。

——生产环节实行企业定点和年度计划管理。目前，中国批准5家芬太尼类药品定点生产企业，分别是宜昌人福药业有限公司、国药集团工业有限公司廊坊分公司、江苏恩华药业集团有限公司、河南羚锐制药股份有限公司、常州四药制药有限公司。有关企业须符合药品生产质量管理规范（GMP），配备完善的人防、物防、技防安全管理设施，并须严格按照国家药品监督管理局确定的年度计划组织生产，定期向药品监督管理部门报送芬太尼类药品的生产、销售和库存等情况。2023年，中国企业生产芬太尼原料药9.89公斤、舒芬太尼原料药4.702公斤、阿芬太尼原料药5.805公斤、瑞芬太尼原料药64.572公斤，共计84.969公斤。另外，2006年，中国批准西安杨森制药有限公司1家芬太尼类药品进口企业，只限于进口芬太尼透皮贴剂一种剂型。

——经营环节实行企业定点和限定流通管理。目前，在中国取得定点经营资格的芬太尼类药品经营企业有全国性批发企业3家，分别是国药集团药业股份有限公司、上药控股有限公司、重庆医药（集团）股份有限公司；区域性批发企业626家（2023年度）。芬太尼类药品生产企业将芬太尼药品销售给3家全国性批发企业，再由各省级区域性批发企业购进后配送至本省区市的医疗机构。药品零售企业不得经营芬太尼类药品。2023年,中国国内销售包括2022年库存在内的芬太尼原料药20.86公斤、舒芬太尼原料药5.21公斤、阿芬太尼原料药6.84公斤、瑞芬太尼原料药63.06公斤。中国迄今未发现芬太尼类药品在生产、流通环节流失案件。

——使用环节严格落实医疗机构管理措施。中国对芬太尼类药品使用严格管理,医疗机构实行医生开具处方、患者实名登记、双人双锁、“凭旧领新”等管理制度,严防发生流弊案件。同时,加强执法与管理部门信息沟通,及时发现问题和薄弱环节,堵塞管理漏洞。2017年至今,中国国内破获3起贩卖芬太尼类药品案件,未发现向境外走私、贩卖芬太尼类药品情况。

——出口环节实行许可证管理。国家药品监督管理局对芬太尼类药品的出口贸易实行许可证制度,在严格审核的基础上,主动与进口国主管部门开展国际核查,每批出口贸易须经进口国主管部门确认合法性后,再核发麻醉药品出口准许证。目前仅有宜昌人福药业有限公司出口芬太尼类药品。2023年,中国出口芬太尼类药品9.766公斤,主要出口至亚洲的韩国、越南、马来西亚、菲律宾和拉美地区的智利、巴拿马、哥伦比亚、巴拉圭以及欧洲的波兰、德国、法国等国家,未向北美地区出口过任何品种和任何剂型的芬太尼类药品。

中国积极推进芬太尼类药品信息化追溯体系建设,综合利用电子标签、物联网、人工智能等新技术新手段,对芬太尼类药品的生产、经营、运输、使用、进出口各环节进行动态全程监控、闭环管理,进一步有效防范芬太尼类药品流失。

三、依法严厉打击芬太尼类物质犯罪

中国积极应对芬太尼类物质问题的新挑战，综合采取增加列管品种、强化日常监管、加大查缉力度、创新管控手段等措施，最大限度防范芬太尼类物质发生滥用，最大限度打击整治芬太尼类物质违法犯罪活动。

——及时增列品种。中国积极履行联合国《1961 年麻醉品单一公约》《1971 年精神药物公约》缔约国义务，根据国内《麻醉药品和精神药品管理条例》《非药用类麻醉药品和精神药品列管办法》有关规定，将联合国决定列管的物质及时纳入国内管制。在 2013 年版《麻醉药品品种目录》中，列管 13 种芬太尼类物质。在《非药用类麻醉药品和精神药品管制品种增补目录》中，2015 年 10 月列管乙酰芬太尼等 6 种芬太尼类物质；2017 年 3 月列管卡芬太尼、呋喃芬太尼、丙烯酰芬太尼和戊酰芬太尼 4 种芬太尼类物质；2018 年 9 月列管四氢呋喃芬太尼和 4-氟异丁酰芬太尼 2 种芬太尼类物质。截至整类列管芬太尼类物质前，中国已列管芬太尼类物质 25 种，超过当时联合国列管品种。

——创新整类列管。中国积极探索毒品治理之路，在应对芬太尼类物质问题上，站在维护全人类健康、安全和福祉的高度，积极回应国际社会关切，在国内现实危害并不突出的情况下，未雨绸缪、提前防范应对新型毒品的潜在风险与危害。2019 年 4 月 1 日，中国发布芬太尼类物质整类列管公告，并于当年 5 月 1 日起正式施行，成为全球范围内第一个对芬太尼类物质实施整类列管的国家。中国对芬太尼类物质的整类列管，较其他国家的类似物列管、骨架式列管、临时列管等机制更为科学、更为严格、范围更广。而且，制定实施《芬太尼类物质整类列管实施方案》，加强顶层设计和总体规划，综合采取监测预警、日常监管、执法打击、宣传教育等多种措施，有效加强了对此类物质的管控。

——完善法律保障。经过大量的文献调研、科学实验、专家论证等工作，最高人民法院、最高人民检察院、公安部研究制定办理涉芬太尼类物质刑事案件适用法律等若干问题的意见，最高人民检察院、公安部研究制定芬太尼类物质犯罪案件立案追诉标准的规定，公安部制定发布芬太尼类物质依赖性折算表，明确涉芬太尼类物质犯罪的立案追诉和定罪量刑标准，为有关执法司法工作提供依据和保障。

——保持严打高压。公安机关依法严厉打击芬太尼类物质犯罪活动，2019 年 5 月芬太尼类物质整类列管后，公安部连续 3 年组织开展打击制贩芬太尼类物质等新型毒品犯罪专项行动；2023 年，组织开展芬太尼类物质专项清理行动，会同海关部门加大对重点口岸出口货物、物品的查缉力度，着重查验出口重点国家的货物、物品；会同国家邮政局深入开展寄递物流百日攻坚专项行动，压实主管部门监管责任和寄递企业主体责任，建立联动查缉机制，强化情报研判和专案侦查。芬太尼类物质整类列管后，中国未再查获向境外走私、贩卖芬太尼类物质犯罪案件。

——加强网上清理。针对不法分子在网络平台发布芬太尼类物质及其前体违规销售信息的情况，国家禁毒委员会办公室会同有关主管部门，督促互联网化工平台落实用户实名注册、信息发布审核、网上信息巡查、有害信息处置报告等制度，严禁发布可疑化学品的销售信息，发现问题或线索的及时报告公安机关依法处置。公安机关组织开展网上涉芬太尼类物质及其前体化学品清理整顿，截至 2024 年 6 月，共屏蔽删除违规广告信息 14 万余条，关闭整改网络平台 14 个。

四、严格芬太尼类物质前体管控

中国建立了完备的易制毒化学品法律体系和管理制度，形成了以《易制毒化学品管理条例》为基础，《非药品类易制毒化学品生产、经营许可办法》《易制毒化学品购销和运输管理办法》《药品类易制毒化学品管理办法》《易制毒化学品进出口管理规定》《易制毒化学品进出口国际核查管理规定》为支撑的法规体系。公安、商务、应急管理、卫生健康、海关、药品监督管理等部门依照职责，对芬太尼类物质前体增加列管，对其生产、经营、购买、运输、出口活动进行监管。

——科学实施列管。综合考虑社会生产需要和流失风险隐患，及时将可能用于制造芬太尼类物质的化学品纳入易制毒化学品监管范畴。中国已列管 4-ANPP、NPP、4-AP、1-boc-4-AP、Norfentanyl 等 5 种芬太尼类物质前体，联合国 2024 年之前纳入管制的芬太尼类物质前体已经全部完成列管。2024 年联合国纳入管制的 4-piperidone、1-boc-

4-piperidone,正在推进国内列管工作。

——分级分类监管。根据《易制毒化学品管理条例》规定,4-ANPP 和 NPP 按照第一类易制毒化学品管理,企业申请生产、经营的须经省级人民政府应急管理部门审批,申请购买的须经省级人民政府公安机关审批,申请运输的须经设区的市级人民政府公安机关审批。4-AP、1-boc-4-AP、Norfentanyl 按照第二类易制毒化学品管理,自生产、经营之日起 30 日内,生产企业须将生产的品种、数量等情况,经营企业须将经营的品种、数量、主要流向等情况,向所在地的设区的市级人民政府应急管理部门备案,购买和运输活动须经所在地县级人民政府公安机关许可。

——严格出口监管。对已列管 5 种芬太尼类物质前体实施严格的审批许可和国际核查制度。商务部审批出口许可证前,先由公安部通过国际麻醉品管制局出口前通知书(PEN)系统,向进口国政府主管部门发送核查请求。商务部在收到确认合法性的核查结果后,依法为相关企业办理出口许可证。出口时,海关部门依据企业申报和提供的出口许可证,办理通关手续。上述 5 种芬太尼类物质前体列管以来,未发现国内企业申请出口记录。

——实现信息化闭环式监管。建成全国易制毒化学品管理信息系统，供企业免费使用，实现全国易制毒化学品管理数据“一张网”运行。公安部等11部门出台《关于建立易制毒化学品信息化追溯体系的指导意见》，推进建立易制毒化学品产品标识和可追溯性监管制度，实现对其生产、经营、购买、运输、进出口各环节的动态全程监控。同时，注重发挥行业协会作用，实行信用等级管理，促进企业自律。

随着国际社会对《1988公约》相关规定执行程度不断提高，管制的化学品愈发难以获取，境外不法分子不断更新制毒工艺，更多使用非列管化学品制造毒品，特别是利用国家间化学品管制法律差异，通过网络勾连、国际邮包寄递、虚拟货币支付等方式，购买未列管的芬太尼类物质前体化学品，逃避监管打击，成为当前芬太尼类物质治理面临的突出挑战。中国对此高度关注，综合采取监测预警、网络巡查、重点整治、发布通告等一系列强有力举措，努力防止非列管化学品流入境外非法渠道。

五、加快推进科技手段研发应用

中国认真落实联合国麻醉品委员会第58/9号决议《促进全世界药物分析实验室的作用并重申此类实验室的分析和结果质量的重要性》,不断提升毒品分析技术能力和应用水平,在检验鉴定、监测预警和危害评估等领域取得了大量创新成果,为芬太尼类物质管控工作提供了有力技术保障。

——*建成覆盖全国的毒品实验室体系*。中国国家毒品实验室自2008年成立以来,软硬件设施不断发展完善,在新精神活性物质筛查分析、基于污水和毛发样品的毒品滥用监测、新型毒品成瘾性和危害性评估以及标准物质制备等领域已达到国际先进水平。为适应芬太尼类物质整类列管工作需要,2019年启动建设国家毒品实验室北京、浙江、广东、四川、陕西5个区域分中心,至2021年6月全部高质量、高标准完成建设并投入使用。全国还已建成16家省级毒品实验室和92家市级毒品实验室,各级毒品实验室总面积约7.1万平方米，拥有各类专业技术人员650余人。目前，以国家毒品实验室为统领、5个区域分中心为支撑、省市级毒品实验室为抓手的“1+5+N”毒品实验室体系已初步建成，从技术层面为及时发现、准确鉴定、全面监测和科学管控芬太尼类物质提供了全面支撑。

——创新主动发现预警。针对芬太尼类物质等新精神活性物质新品种层出不穷、更新换代迅速的特点，中国国家毒品实验室建立基于色谱、质谱、光谱和波谱分析技术的未知物筛查体系，对公安、海关、邮政等部门发现的可疑样品进行采样分析。全球首创核磁共振谱图监测技术，基于芬太尼等新精神活性物质研发过程中需要使用核磁共振波谱①确认产品化学结构的情况，将全国1000余台核磁共振波谱仪纳入管控范围，定期采集产生的核磁谱图并与母本库进行比对，筛查其中涉及芬太尼类物质及前体化学品的可疑谱图，为追查相关非法制造、贩卖行为提供线索。2012年以来，完成1万余份可疑样品和200余万张核磁谱图的筛查分析工作，累计新发现21种芬太尼类物质和其他350余种新精神活性物质。

---

① 核磁共振波谱是通过核磁共振现象测定分子结构的一种技术，广泛应用于有机物的化学结构解析。

——全面监测滥用情况。中国国家毒品实验室探索研究芬太尼类物质等毒品滥用后主要代谢物在人体内的分布规律，确定血液、尿液、唾液、毛发、指甲等不同生物检材的检测时间窗口，建立高通量的实验室检测方法，用于高效发现潜在滥用人员。基于高效液相色谱质谱联用技术，开发污水中痕量毒品的检测方法，目标物覆盖包括6种芬太尼类物质以及其他65种毒品及其代谢物，定量限达1ppt①，并构建基于污水分析数据的毒品消费量评估模型。依托毒品实验技术体系，建立了覆盖365个城市近5000家污水处理厂的城市生活污水监测网络，以及涵盖高风险人群的生物样品监测网络。2020年以来，累计完成6万余份城市生活污水和15万余份毛发样品的筛查分析。

——提升检验鉴定能力。中国国家毒品实验室制定较为完善的毒品检验鉴定技术规范和公共安全行业标准体系，分析目标物涵盖所有已发现的芬太尼类物质及其前体。国家毒品实验室研制包括芬太尼类物质在内的新精神活性物质标准品以及标准谱图库，并配发各级毒品实验室研究使用，不断提升芬太尼类物质的定性定量检测水平，为芬太尼类物质案件的侦办和诉讼提供证据支撑。

① ppt是指万亿分之一，1ppt相当于每升水样中含有1纳克目标物质。

——开展依赖性实验评估。中国国家毒品实验室建立了基于实验动物模型和体内体外多种实验手段的芬太尼类物质成瘾性和危害性评估方法，通过自身给药、条件性位置偏爱、行为敏化以及药物辨别等实验评估了25种芬太尼类物质的成瘾性。同时，通过体外神经毒性实验以及模拟人的不同给药途径对上述物质进行了多种不同给药方式的急性毒性评估。经与阳性对照毒品海洛因进行成瘾性和危害性换算，形成了具有公信力和国际认可度的芬太尼类物质滥用风险数据库，并据此发布了25种芬太尼类物质的依赖性折算表，为涉芬太尼类物质毒品案件的立案追诉和定罪量刑标准提供了科学的参考依据。

六、多措并举提升整体管控效能

中国充分发挥政治优势和制度优势，围绕芬太尼类物质管控工作，综合采取政策、法律、行政、经济、社会等措施，强化党政领导、部门协同，推进行业自律、社会参与，有效防范芬太尼类物质风险危害。

——压紧压实禁毒责任。中国从全局和战略高度部署禁毒工作，制定毒品问题严重地区责任考评办法，明确各级政府禁毒工作责任。要求各地紧盯研发芬太尼类物质等合成毒品风险高的生物制药研发中心、化工医药园区等重点领域，组织专门力量深入核查，把重点企业、重点人员、重点设备摸排出来，登记信息、保持关注。对于因工作重视不够、情况不掌握形成突出风险的，通过约谈、通报、督办等方式督促限期整改，对造成严重问题、恶劣影响的，依照有关规定问责追究。

——强化部门协调联动。网信、公安、工信等部门加强互联网监管，督促互联网化工平台加强用户实名认证，集中整治涉毒违法犯罪信息突出的网站和即时通讯平台，依法关停栏目、终止服务。邮政管理部门加强寄递企业监管指导，狠抓“收寄验视、实名收寄、过机安检”三项制度落实，有针对性加大查验查缉力度。海关部门不断强化风险研判和口岸监管，有针对性加大高风险货物、物品查验力度，严防芬太尼类物质走私。卫生健康、市场监管、药监等部门整体联动，对涉芬太尼医疗机构联合开展清理整治，积极防控芬太尼类药品的滥用风险。

——开展专业教育培训。2019年，国家禁毒委员会办公室发布《关于防范非药用类麻醉药品和精神药品及制毒物品违法犯罪的通告》，重申相关禁毒法律法规及处罚规定，提醒企业和个人守法经营。2023年，国家禁毒委员会办公室再次发布通告，提醒企业和公民增强法律意识，警惕出口物品被用于制造毒品和可能面临的法律风险。国家禁毒委员会办公室制作印发“防范芬太尼类物质等新型毒品宣传系列挂图”，集中开展专业培训，教育引导有关从业人员掌握检验识别方法，提高防范风险、发现问题的意识和能力。

——提升全民防范意识。以防范涉麻醉药品、精神药品以及芬太尼类物质等成瘾性物质滥用为主题，广泛开展全民禁毒宣传，发动各部门力量，集中开展禁毒宣传教育活动。以青少年为主要对象，全面、科学、系统地普及芬太尼类物质等成瘾性物质的知识，深入揭示滥用严重危害，教育引导广大青少年牢固树立防范意识。开展全国在校学生毒品预防教育活动和防范青少年滥用麻精药品等成瘾性物质宣传教育活动，普及优质宣传教育资料，传播“健康人生、绿色无毒”理念。2023 年，全国 23 万余所学校的 1 亿余名青少年学生参与全国青少年禁毒知识竞赛学习答题，4000 多万观众通过网络直播观看竞赛总决赛。

七、推进芬太尼类物质全球共治

当前,全球芬太尼类物质问题愈演愈烈。联合国毒品和犯罪问题办公室早期预警系统数据显示,2013 年以来,全球 46 个国家报告发现芬太尼类物质共计 86 种,占报告发现合成阿片类物质种类总量的 64%[①]。联合国毒品和犯罪问题办公室发布的《世界毒品报告》显示,北美地区芬太尼类物质滥用过量致死人数持续增长,欧洲和其他地区芬太尼类物质贩运活动时有发生[②]。美国疾病预防和控制中心数据显示,以芬太尼类物质为主的合成阿片类物质滥用过量致死人数 2023 年达 7.5 万人,占全部药物过量致死人数的近 70%,成为美国 18 岁至 45 岁成年人死亡的主要原因[③]。

---

① 联合国毒品和犯罪问题办公室(UNODC)早期预警系统,https://www.unodc.org/LSS/Page/NPS/DataVisualisations。

② 联合国毒品和犯罪问题办公室(UNODC):2021 年至 2024 年《世界毒品报告》(*World Drug Report*),https://www.unodc.org/unodc/en/data-and-analysis/Previous-reports.html。

③ 美国疾病预防和控制中心(CDC),https://www.cdc.gov/nchs/nvss/vsrr/drug-overdose-data.htm。

2022 年，欧盟国家报告缴获芬太尼 2.7 公斤、液态芬太尼 168 升、芬太尼片剂 8435 片、卡芬太尼 6.5 公斤，至少 163 例药物滥用致死案例与芬太尼类物质有关①。

中国秉持人类命运共同体理念，认真履行国际禁毒义务，坚持责任共担、全面均衡原则，倡导各国互帮互助、共建共享，反对相互指责、推卸责任，在做好自身禁毒工作的同时，坚定维护现行国际禁毒体系，全面深度参与国际禁毒领域重要决策，积极为毒品问题全球共治提供中国智慧和中国方案。

——推进双多边交流。积极与世界各国和国际组织发展禁毒合作关系，在共同应对芬太尼问题等全球毒品治理新挑战中发挥积极作用。先后与 30 余个国家和国家联盟签订 50 份政府间、部门间禁毒合作文件，与 13 个国家建立年度会晤机制，加入大湄公河次区域、上合组织、金砖国家禁毒合作等多边禁毒合作机制，不断深化与各国禁毒领域全方位信任合作。积极参与联合国毒品和犯罪问题办公室“全球合成毒品监测、分析、报告和趋势项目（SMART）”、国际麻醉品管制局“离子项目”、“禁止非法分销和销售类阿

---

① 欧盟禁毒局（EUDA）：《2024 年欧洲毒品报告》（*European Drug Report 2024*），https://www.euda.europa.eu/publications/european-drug-report/2024_en。

片行动伙伴关系”等一系列全球毒品治理项目，加强就芬太尼类物质等合成毒品滥用种类和趋势的国际交流，致力于共同应对国际禁毒领域热点、难点问题。

——开展中美禁毒合作。中美禁毒执法合作是两国执法合作的重点。中方开展对美禁毒执法合作的原则立场非常明确，愿在平等和相互尊重基础上开展合作，但坚决反对以所谓芬太尼问题为由对中方进行非法制裁和无理施压。双方禁毒执法部门联合破获王某玺等走私、制造、贩卖毒品案，陈某平走私、贩卖毒品案等重大案件，在各自境内分别抓获有关犯罪嫌疑人并依法判决[①]，成为中美执法部门个案合作的成功典范。2024 年 1 月 30 日，中美禁毒合作工作组第一次会议在北京举行，明确双方禁毒领域优先合作事项；此后，双方多次举行高层会晤，务实推动两国禁毒和执法领域对话合作。2024 年 7 月 31 日，中方跨部门代表团赴美参加中美禁毒合作工作组首次高官会议，积累合作互信。中国公安部禁毒局与美国司法部缉毒署、国土安全调查局等禁毒部门保持日常热线联系、开展常态化交流会晤，2024 年以来双方情报线索交流互动多达百余条（次），联合侦办杜某根、佟某佶、黄某承等多起互涉案件，取得突破性进展。

① 王某玺与陈某平两起案件均不涉及芬太尼类药品。

——强化前体管控。遵守国际规则，中国使用国际麻醉品管制局出口前通知书（PEN）系统，加强对芬太尼类物质前体等重点易制毒化学品品种开展国际核查；使用国际麻醉品管制局非列管化学品出口前通知书（PENLIGHT）系统，加强非列管前体化学品核查和信息交换。积极参与国际麻醉品管制局全球前体化学品管制行动，对一些中国管制但国际尚未列管的前体化学品主动开展国际核查，减少流失风险。推进落实中国与欧盟、澳大利亚、新西兰等双边易制毒化学品交流合作机制，2023 年成立中国墨西哥易制毒化学品工作组，加强政策交流，共享情报信息，联合开展跨国执法行动，在保护合法贸易的同时，坚决遏制前体化学品非法流失。2024 年 9 月 6 日，中墨第二届易制毒化学品工作组会议在墨西哥首都墨西哥城召开，会议通过了《中墨易制毒化学品工作组工作规则》和会议纪要，为中墨禁毒合作特别是易制毒化学品执法与交流合作奠定坚实基础。

——开展技术交流。积极与各国禁毒技术部门开展技术交流，分享芬太尼类物质检验鉴定、滥用监测、危害评估等领域的经验做法，共同应对芬太尼类物质给全球毒品治理带来的风险和挑战。举办污水监测技术研讨会，与联合国毒品和犯罪问题办公室、欧洲毒品和毒瘾监测中心（欧盟禁毒局）、澳大利亚、新西兰、东盟各国禁毒技术专家交流包括芬太尼类物质在内的毒品污水监测技术。多次召开中美禁毒技术专家会议，建立中美科学家交流机制，与美国白宫国家禁毒政策办公室、司法部缉毒署、海关边境保护局等部门禁毒技术专家相互分享毒检实践技术经验，2024 年以来开展多次技术交流，探讨强化技术支撑应对芬太尼问题，持续推动技术领域合作。

结 束 语

芬太尼类物质问题威胁人类健康、安全、福祉及社会发展进步,解决芬太尼类物质问题非一国所能,需要国际社会共同努力。中国对包括芬太尼类物质在内的毒品问题“零容忍”,保持主动进攻、严打高压,深化系统治理、源头治理,不断完善中国特色毒品治理体系,深入推进新时代禁毒人民战争,实现禁毒斗争形势稳中向好。

深入推进芬太尼类物质治理,既是提前防范、应对化解毒品问题新风险挑战、保障人民群众身心健康的重要举措,也是积极参与全球毒品共治、维护全球安全稳定的重要体现。中国将一如既往坚定履行禁毒承诺,全面履行责任义务,坚持综合平衡的禁毒措施,完善物质列管、加大查缉力度、加强监测预警、强化技术支撑、创新管控手段,坚决遏制芬太尼类物质的非法制造和走私贩运。

全球毒品治理的实践证明,开展综合全面、平衡兼顾的禁毒措施,才能有效应对毒品问题。包括芬太尼类物质在内的合成毒品问题，更难以单纯依靠物质列管或者减少供应措施实现根本解决。合作形成合力，共治才能共赢。中国倡导国际社会坚持平等相待、合作共赢，着力增强解决全球毒品问题的政治意愿和实际行动；坚持系统治理、源头治理，充分认识减需减供并举理念的重要性，进一步剖析滋生以芬太尼为代表的合成毒品问题的深层次原因，推动解决根本性问题；坚持开放包容、共建共享，秉持合作与信任精神，推动理念创新、行动创新，开展治理芬太尼问题务实合作，共同应对毒品问题新挑战，推动构建不受毒品危害的人类命运共同体，共同维护和促进人类社会的和谐进步。

责任编辑：刘敬文　池　溢

图书在版编目（CIP）数据

中国的芬太尼类物质管控 / 中华人民共和国国务院新闻办公室著. -- 北京 ：人民出版社，2025. 3. -- ISBN 978－7－01－027041－8

Ⅰ. R971

中国国家版本馆 CIP 数据核字第 2025SZ1743 号

中国的芬太尼类物质管控

ZHONGGUO DE FENTAINI LEI WUZHI GUANKONG

（2025 年 3 月）

中华人民共和国国务院新闻办公室

人民出版社 出版发行

（100706　北京市东城区隆福寺街 99 号）

北京新华印刷有限公司印刷　新华书店经销

2025 年 3 月第 1 版　2025 年 3 月北京第 1 次印刷

开本:850 毫米×1168 毫米 1/32　印张:1. 125

字数:18 千字

ISBN 978－7－01－027041－8　定价:3. 50 元

邮购地址 100706　北京市东城区隆福寺街 99 号

人民东方图书销售中心　电话（010）65250042　65289539